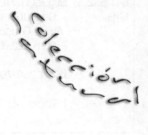

Colección natural

Descubra
el poder del
AJO

Cocina, belleza y salud

imaginador

641.652 6   Miguel R. Heredia
MIG   Descubra el poder del ajo. - 1ª. ed. - Buenos
            Aires: Grupo Imaginador de Ediciones, 2003.
            96 p.; 20x14 cm.-(Natural)

            ISBN 950-768-437-9

            I. Título - 1. Ajo-Usos

I.S.B.N.: 950-768-437-9

Primera edición: 2.000 ejemplares, julio de 2003
Última reimpresión: 2.000 ejemplares, septiembre de 2003

Se ha hecho el depósito que establece la Ley 11.723
Copyright by GIDESA
Bartolomé Mitre 3749 - Ciudad Autónoma de Buenos Aires
República Argentina

IMPRESO EN ARGENTINA - PRINTED IN ARGENTINA

INTRODUCCIÓN

Un escollo en nuestros planes

Cuando con mi equipo de trabajo nos propusimos encarar la escritura de un libro que explicara las propiedades curativas del ajo, nos asaltó, inmediatamente, el siguiente cuestionamiento: la mayoría de las personas evitan el consumo del ajo debido al desagradable olor que permanece (por un largo período) en el cuerpo.

Es cierto, asentimos, e inevitable; porque justamente una de las características del ajo es que posee aceites esenciales volátiles que, una vez que se incorporan en el organismo se expulsan a través del aliento, la sudoración y la respiración.

Por lo tanto, por más que una persona cepille sus dientes cada cinco minutos, no logrará deshacerse del penetrante olor característico del ajo por bastantes horas. Y eso, sólo si se consume ajo durante un día, en una comida. ¿Se imaginan, entonces, lo que sucedería al consumir ajo por tiempos prolongados y en cantidades abundantes para beneficiarse con sus propiedades medicinales?

Sí, de seguro que lo entienden.

Entonces, ¿resulta interesante realizar un libro cuyo protagonista único es un vegetal tan discutido y, hasta aborrecido, por tantas personas?

Después de largas discusiones decidimos que sí:

no sólo es interesante sino que lo es en alto grado, porque las propiedades que posee el ajo son invalorables para tratar y prevenir un sinnúmero de trastornos y enfermedades, así como para contar con su protección antiséptica, antibiótica y revitalizadora de la salud en general.

Superando obstáculos se hallan soluciones

¿Cómo no darle un lugar privilegiado en la información al ajo cuando, además de algunas de las propiedades mencionadas, es fácil de conseguir y muy económico, por lo que todas las personas que lo necesiten pueden contar con él?

Sin volver a dudar, decidimos, inmediatamente, poner manos a la obra y comenzar con la escritura de este libro.

Con respecto a la cuestión del penetrante aroma... ¡quédense tranquilos! Si bien crudo es la manera en que mejor se absorben sus propiedades medicinales, existen diferentes formas de consumir el ajo que superan el obstáculo del mal olor.

Antes de realizar un estudio pormenorizado de las tan vastas propiedades medicinales, nunca se me hubiese ocurrido que esta planta podía constituir casi un elixir en la medicina natural. Es cierto, el ajo y sus propiedades no han tenido la difusión que se merecen... tal vez porque otros también pensaron en que el olor desagradable actuaba como una barrera insoslayable.

Pero les aseguro que el ajo hace maravillas no sólo en la salud sino también en la belleza. Por eso hemos incorporado, al final de este libro, algunos de los trucos más eficaces para combatir espinillas, ronchas, verrugas, labios hinchados, calvicie, etc.

Además, les ofrecemos numerosas recetas para que puedan contar con los beneficios del ajo en forma cotidiana en su cocina: salsas, platos principales, sopas y patés son siempre bien aceptados por todos los comensales, aunque de ajo se trate.

Un último consejo

Durante el embarazo y la lactancia no es recomendable la ingestión de ajo con fines terapéuticos (es decir, en dosis altas). Sobre todo durante la lactancia, los componentes específicos del ajo pueden llegar a alterar el sabor de la leche materna.

Por lo demás, les deseo que se hagan amigos del ajo y disfruten de una vida sana y vigorosa.

¡Ah, me olvidaba!... ¿sabían que muchos le confieren al ajo propiedades afrodisíacas?

Si bien no se ha demostrado científicamente que las posea, les aconsejo tener en cuenta este concepto porque, a ciencia y verdad, en la antigüedad tampoco se había demostrado científicamente el poder restaurador y depurativo del ajo y, sin embargo, nuestros predecesores, fuera por pura intuición u observación, se hallaban en el camino correcto.

¿Será, entonces, que el ajo también es afrodisíaco?

el poder curativo del AJO

EL AJO A TRAVÉS DE LA HISTORIA

El ajo –del latín alium–, posee múltiples aplicaciones en la gastronomía pero también, ya desde la antigüedad, se conocen sus eficaces propiedades medicinales.

Si bien su cultivo es antiquísimo, numerosas investigaciones han intentado dar cuenta de su origen y, al día de hoy, se acepta como verosímil la postulada por un botánico llamado De Candolle, quien aseguró que el ajo era una planta procedente del Asia Central, y probablemente de la región de Kirguisia, en el sudoeste de Siberia.

A través de la historia se conoce que ya los antiguos egipcios, sobre todo los esclavos, consumían ajo en grandes cantidades a fin de vigorizarse y fortificar su organismo. También en la tumba de Tutankamón se encontraron bulbos de ajo diseminados y, en esos casos, las leyendas cuentan que eran utilizados para ahuyentar a los malos espíritus de los sepulcros.

Tanto en Grecia como en Roma se consideraba al ajo como un potente afrodisíaco. En la época medieval fue utilizado para espantar vampiros y espíritus oscuros, y para liberarse de los maleficios de las brujas.

Aun en la actualidad las concepciones de nuestros predecesores siguen teniendo viva vigencia, ya que cuando se desea proteger el hogar de "malas influencias", se coloca una ristra de ajos encima de la puerta de entrada.

El poder curativo del ajo también fue utilizado por los soldados en la Segunda Guerra Mundial: los oficiales repartían grandes cantidades entre sus tropas para que aplicaran sobre sus heridas y evitaran infecciones, aprovechando el alto poder antiséptico del vegetal.

TODO LO QUE DEBEMOS SABER SOBRE EL AJO

Clasificación científica y descripción

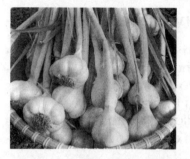

El ajo es una planta herbácea perteneciente a la familia de las liliáceas.

La planta posee de 20 a 40 cm de altura. Está compuesta por un bulbo o cabeza, que es compuesto y subesférico, el que se encuentra dividido en ocho o diez bulbillos, aproximadamente, denominados dientes, los que son muy fáciles de separar. Los dientes están envueltos por una membrana, generalmente blanca, de consistencia similar a la seda. A la vez, la totalidad del bulbo se encuentra también cubierta por una membrana o envoltura papirácea de consistencia similar a la que cubre a los dientes.

El ajo posee flores pequeñas de seis piezas, de coloración blancuzca o rosada, las que se encuentran dispuestas en umbela o cabeza floral con forma de glóbulo en el extremo del tallo.

Las hojas del ajo son alargadas, envolventes, estrechas y planas.

Lo que se utiliza con fines medicinales de la planta del ajo es el bulbo. En una proporción considerablemente menor, también son apreciadas las hojas frescas y la membrana protectora del bulbo.

Propiedades nutritivas

Si bien el ajo es rico en proteínas, minerales, azúcares y oligoelementos, habitualmente se lo considera de bajo valor nutritivo debido a la escasa dosis que de él se incorpora en la dieta diaria.

De acuerdo con estudios realizados, los componentes básicos del ajo son clasificados de la siguiente manera:

Componentes básicos del ajo
(Valores cada 100 gramos)

Vitaminas

Vitamina B1 . . . . .0,25 mg
Vitamina B2 . . . . .0,08 mg
Vitamina B3 . . . . .0,6 mg
Vitamina C . . . . .15 mg
Nicotinamida . . . . .hasta 5 mg

Minerales principales

Calcio . . . . .38 mg
Fósforo . . . . .150 a 200 mg

```
Hierro . . . . . . . . . . . . . . . . . . . . .1,5 mg
Sodio . . . . . . . . . . . . . . . . . . . . .19 mg
Potasio . . . . . . . . . . . . . . . . . .529 mg
```

Principios activos

```
Hidratos de carbono . . . . . . . . . . . . . . .31 g
Proteínas . . . . . . . . . . . . . . . . . . . .6 g
Grasas . . . . . . . . . . . . . . . . . .0,1 a 2 g
Agua . . . . . . . . . . . . . . . . . . . . .60%
```

Oligoelementos y otros principios

```
Selenio . . . . . . . . . . . . . . . . . . . .20 µg
Manganeso . . . . . . . . . . . . . . . . .460 µg
Cobre . . . . . . . . . . . . . . . . . . . . .260 µg
Cinc . . . . . . . . . . . . . . . . . . . . .1000 µg
Yodo . . . . . . . . . . . . . . . . . . . . .3 µg
Níquel . . . . . . . . . . . . . . . . . . . .10 µg
Ácido salicílico . . . . . . . . . . . . . . . . .8 µg
```

Aceites y otros principios activos

```
Bisulfito de alilo . . . . . . . . . . . . . .0,6 a 2,5 g
Trisulfuro de alilo . . . . . . . . . . . . . .0,2 a 0,8 g
Tetrasulfuro de alilo . . . . . . . . . . . . . .0,1 a 0,4 g
Bisulfuro de alilpropilo . . . . . . . . . . .0,06 a 0,2 g
Aliína . . . . . . . . . . . . . . . . . . . .240 mg
Alicina . . . . . . . . . . . . . .graduación variable
```

Valor energético aproximado

```
Kilocalorias . . . . . . . . . . . . . . . . . . .135
```

µg = microgramo

Alilo, el aceite escencial de ajo

Fue el Dr. Wertheim quien, en 1844, logró extraer un principio activo del ajo, al que denominó alilo, nombre que se utilizó para diversos derivados del ajo.

Este aceite esencial, que se obtiene de los bulbos machacados, posee las siguientes características:

• Transparente, aunque levemente amarillo o pardo.
• Olor desagradable.
• Sabor poco apreciado.
• A temperaturas frías, se torna semisólido.
• Después de la purificación se vuelve completamente limpio, transparente e incoloro.

En investigaciones posteriores –sobre todo las encabezadas por el Dr. Semmler, quien sometió a los bulbos a una ebullición cercana a los 150°C–, se determinaron cuatro divisiones de este alilo o aceite esencial:

1) Bisulfuro de alilo: representa el 60% del total y es el que contiene el olor característico del ajo.

2) Trisulfuro de alilo: representa el 20% del total.

3) Tetrasulfuro de alilo y demás polisulfuros: representan el 10,5% del total.

4) Bisulfuro de alilpropilo: representa el 6% del total.

Con el correr del tiempo, se encontraron otras sustancias derivadas del aceite esencial que poseen un elevado poder bactericida, como son el alilvinilsulfóxido, el sulfuro divinilo y los polisulfuros alquílicos, entre los más destacados.

Otras propiedades

Las propiedades antibióticas del ajo provienen de las sustancias llamadas garlicina y alicina.

El ajo contiene gran cantidad de compuestos a base de azufre, siendo éstos la base más importante de las sustancias medicinales. El principal compuesto a base de azufre es la aliína, aunque también destacan el dialilsulfuro, el ácido cisteico y la metionina, entre otros.

El ajo posee también una enzima llamada aliinasa, encargada de transformar la aliína en alicina, siendo esta última un poderoso agente antibiótico y bactericida.

Cuando la alicina entra en contacto con
el oxígeno del aire se produce el característico
olor desagradable del ajo.

Como se desprende de lo dicho anteriormente, resulta fundamental la producción de alicina para la utilización del ajo en forma medicinal. Pero es importante tener en cuenta lo siguiente: la aliína y la aliinasa se encuentran separadas una de la otra dentro del ajo. Para que se produzca la alicina, y de este modo poder contar con su poder antibiótico y bactericida, es necesario que se unan. Esto se logra triturando, picando bien fino, machacando o masticando el ajo, lo que a su vez, por la acción conjunta de la alicina y el oxígeno, produce el olor desagradable.

Por lo tanto, el olor del ajo es una señal
de que se ha activado su poder antibiótico
y bactericida.

Sin bien numerosas investigaciones dan cuenta de que la alicina no es la única sustancia con propiedades medicinales que contiene el ajo, sí es una de las más importantes. Debido a ello, la ingestión del ajo crudo es una de las formas más eficaces de consumirlo. Su cocción no anula sus principios activos, puede llegar a atenuar sus propiedades.

el **AJO,**
un aliado
terapéutico

LA ACCIÓN DEL AJO FRENTE A DIVERSAS DOLENCIAS

A continuación, veremos cuáles son las propiedades terapéuticas del ajo en relación con algunos trastornos puntuales.

Hipertensión arterial

El ajo posee propiedades hipotensoras, es decir, posee la capacidad de disminuir la presión arterial, tanto sistólica o máxima como diastólica o mínima.

Diversas investigaciones dan cuenta de que el ajo actúa directamente sobre las paredes de las arterias y vasos capilares, así como sobre el sistema neuro-vegetativo en general.

LA HIPERTENSIÓN

Se denomina "hipertensión" a la tensión o presión arterial que se encuentra en un nivel más elevado del normal.

La tensión arterial remite a la potencia o cantidad de fuerza que se ejerce sobre las paredes de las arterias, a medida que el torrente sanguíneo es impulsado o bombeado por el corazón en su recorrido por el organismo.

Poseer la tensión o presión arterial alta significa que el corazón debe realizar un mayor esfuerzo para bombear la sangre. Cuando este esfuerzo "extra" se prolonga en el tiempo, las paredes arteriales terminan ensanchándose y lesionándose.

Es sobre estas heridas que se acumulan placas de colesterol que terminarán obstruyendo el canal arterial, dificultando el riego sanguíneo.

Exceso de colesterol

El ajo posee la propiedad de disminuir el colesterol "malo" (LDL), y de aumentar el nivel del colesterol bueno, denominado HDL.

Se ha determinado que la utilización del ajo para reducir el nivel de colesterol malo arrojó resultados similares a la acción de los medicamentos específicos para el mismo fin.

EL COLESTEROL

El colesterol es un alcohol complejo que se encuentra presente en todas las grasas y aceites de origen animal. Cuando el colesterol se une a una lipoproteína llamada LDL (Low Density Lipoproteins) pasa a llamarse LDL. Cuando se une a la lipoproteína llamada HDL (High Density Lipoproteins) pasa a denominarse HDL.

La función de la lipoproteína llamada LDL es la de transportar el colesterol por el torrente sanguíneo hacia todas las células del organismo.

La función de la lipoproteína HDL es la de transportar el colesterol desde las células hasta el hígado, a fin de que éste sea eliminado a través de la bilis, liberando y purificando las arterias.

Cuando existe un exceso de colesterol LDL en la sangre, las células no pueden absorber el colesterol en su totalidad y dejan el residuo en la misma sangre. La lipoproteína LDL, entonces, toma ese residuo y lo deposita en las paredes de las arterias contribuyendo, de este modo, a disminuir el tamaño del canal arterial y, consecuentemente, haciendo que disminuya el caudal de sangre que por él puede fluir. Es por ello que al colesterol LDL se lo conoce como colesterol "malo". Pero se debe tener en cuenta que su función es imprescindible: lo que es "malo" es su "exceso".

En cambio, al colesterol HDL se lo conoce como colesterol "bueno" ya que la función de las lipoproteínas HDL es la de purificar y liberar las arterias (y de este modo impedir que se produzcan taponamientos u obstrucciones).

Trombosis

El ajo, como antitrombolítico, posee dos funciones destacadas: por un lado, actúa como antiagregante de plaquetas y, por el otro, como agente fibronilítico.

Como antiagregante de plaquetas actúa impidiendo su formación excesiva, lo que, de no evitarse, podría derivar en la obstrucción de las paredes de venas y arterias.

Como fibronilítico, actúa disolviendo los trombos de fibrina, paso previo a la formación de la trombosis, así como previniendo la formación de coágulos sanguíneos que pueden obturar venas y arterias.

LAS PLAQUETAS

Básicamente, las plaquetas son pequeñísimos corpúsculos que se agregan o aglutinan formando un tapón cuando se produce una herida o rotura capilar. En un nivel moderado o normal, las plaquetas evitan que se produzca una lesión mayor en los capilares o bien que exista una hemorragia. Pero cuando se verifica un nivel elevado de plaquetas, pueden producirse tapones que no sólo reparen los vasos sino que, a la vez, los obstruyan.

TROMBOSIS

Se denomina "trombosis" a la obstrucción de un vaso sanguíneo o cavidad cardiaca por un coágulo o trombo. Cuando la trombosis se produce en una arteria coronaria se conoce con el nombre de "trombosis coronaria". La peligrosidad de ésta se encuentra en el hecho de que puede degenerar en una angina de pecho o en un infarto de miocardio, siendo estas dos patologías de consideración grave.

Arterioesclerosis

El ajo actúa en forma eficaz contra la arterioesclerosis. Su poder se centra en forma directa sobre las paredes de las arterias y, en especial, la de la arteria aorta, otorgándole una mayor elasticidad.

LA ARTERIOESCLEROSIS

La arterioesclerosis, o endurecimiento de las arterias, es la enfermedad arterial más común. Consiste en la obstrucción, primero leve y luego definitiva, de las arterias, lo que puede desembocar en una angina de pecho, una trombosis o trombosis coronaria, o en un infarto de miocardio. Es necesario diferenciar dos conceptos: ateroesclerosis y arterioesclerosis. Si bien se encuentran estrechamente relacionados, constituyen dos momentos de la misma patología. Cuando las placas de colesterol malo, u otras placas nocivas, se adhieren a las paredes internas de las arterias, la enfermedad se denomina ateroesclerosis. Si la ateroesclerosis no se detiene a tiempo, además de las placas se irá adhiriendo calcio y, con el tiempo, se forma en las paredes de las arterias un tejido denominado cicatricial. La acumulación de este tejido lleva al endurecimiento o pérdida de elasticidad de las arterias. Es en este punto en que la enfermedad pasa a denominarse arterioesclerosis.

Trastornos coronarios

Además de su acción antiagregante de plaquetas y fibronilítica, que ya hemos mencionado, el ajo posee también un efecto dilatador de las arterias coronarias que contribuye, junto con las acciones de reducción del colesterol malo y de disminución de la presión arterial, a evitar la posibilidad de una trombosis coronaria (explicada anteriormente), una angina de pecho o un infarto de miocardio.

LA ANGINA DE PECHO
La angina de pecho se produce por insuficiente llegada de oxígeno al corazón debido, en general, a una obstrucción de las arterias coronarias.

EL INFARTO DE MIOCARDIO
Según el diccionario...
• el infarto se asocia a un órgano privado de riego sanguíneo, por obstrucción de la arteria correspondiente, generalmente a consecuencia de una embolia o trombosis.

• el miocardio es la parte musculosa del corazón, situada entre el pericardio y el endocardio. En consecuencia el infarto de miocardio significa muerte de la célula del músculo cardíaco, y se debe a falta de sangre. La sangre llega a través de las arterias coronarias. Cuando se tapa una de esas ramas, esas células no reciben sangre, se mueren, se infartan. El cuadro resulta letal cuando más del treinta porciento del músculo cardíaco se ve afectado. Desde que comienzan a taparse las arterias hasta que se produce el infarto media un tiempo. Es por ello que resulta imprescindible la supervisión médica para no exponernos a riegos innecesarios.

Insuficiente secreción de mucosa gástrica

El ajo posee la capacidad de estimular la secreción de mucosa gástrica, fundamental para proteger al estómago de sus propios jugos gástricos, de composición ácida.

LA MUCOSIDAD GÁSTRICA

En el estómago, además de la fabricación de jugos gástricos para la realización de la digestión de los alimentos, existe un grupo de células encargadas de producir la mucosidad gástrica que, básicamente, previene al estómago de ser perjudicado por los jugos gástricos.

Los jugos gástricos, además de ayudar a digerir los alimentos, también digieren la mucosa gástrica. En condiciones normales, las células segregan la cantidad suficiente de mucosa gástrica para mantener la protección estomacal en forma constante. Sin embargo, cuando existe una insuficiencia en la producción de esta mucosa, la mucosa existente se deteriora formando una úlcera. Cuando una úlcera no se trata en forma adecuada, se agranda y puede llegar a perforar la pared del estómago, permitiendo, de esta manera, que los jugos gástricos pasen a la cavidad abdominal y se produzca una peritonitis.

Trastornos intestinales

El ajo tiene propiedades antidiarreicas, calmantes, relajantes, antibióticas y bactericidas, que favorecen el buen funcionamiento del intestino.

Actúa como un excelente antiparasitario intestinal y un eficaz agente contra la disentería amebiana.

Para lograr una adecuada acción antiparasitaria, el ajo se suministra a través de enemas o supositorios en la región rectal.

LA DIARREA

La diarrea consiste en una alteración del ritmo intestinal que se manifiesta a través de deposiciones semilíquidas. Entre sus causas se encuentran las infecciones (ya sea por presencia y acción de virus o bacterias), el estrés o la ingestión de sustancias nocivas o tóxicas para el intestino. Causa de diarrea también son: la colitis, la enteritis, la disentería amebiana, la disentería bacilar, los parásitos intestinales, la fiebre tifoidea, entre otros.

Trastornos hepáticos

El ajo posee dos tipos de acciones que favorecen el buen funcionamiento del hígado: la acción colagoga y la acción colerética.

LA ACCIÓN COLAGOGA

Se denomina así a la acción por la cual
se incrementa la secreción de bilis (un líquido ácido
o levemente alcalino que produce el hígado
para facilitar el proceso
de digestión de los alimentos).

LA ACCIÓN COLERÉTICA

Se denomina así a la acción por medio de la cual
se estimula la expulsión de la bilis por parte
de la vesícula biliar.
La función de la vesícula es la de almacenar la bilis
que fue segregada por el hígado. Cuando llega el
momento de la digestión, la vesícula vacía
su contenido a través del conducto biliar
en el duodeno para facilitar el proceso.
Uno de los trastornos más frecuentes de la vesícula
es la llamada "colecistitis", es decir, la inflamación
vesicular debida a la alta concentración biliar.

Trastornos respiratorios

Muchas son las propiedades del ajo con relación
a los trastornos respiratorios: es un excelente expectorante, actúa eficazmente en resfríos y gripes, ate-
núa los trastornos asmáticos bronquiales, alivia los

estados febriles, elimina las impurezas de bronquios y actúa como agente antiinflamatorio de los alvéolos pulmonares.

LA ACCIÓN EXPECTORANTE

Se denomina "expectorante" a la sustancia que fluidifica la mucosidad que se encuentra acumulada en las vías respiratorias, facilitando su expulsión.

EL ASMA BRONQUIAL

Se denomina "asma bronquial" a una enfermedad de las vías respiratorias caracterizada por la constricción de los bronquios y la inflamación de la mucosa. Estos dos procesos actúan limitando el paso del aire y produciendo, en consecuencia, la característica dificultad para respirar. En casos graves, los ataques de asma pueden llegar a producir la muerte.

EL AJO Y EL TABAQUISMO

Las propiedades expectorantes, antiinflamatorias y antiinfecciosas que posee el ajo lo convierten en un excelente compañero para quienes se encuentren en el proceso de dejar de fumar, así como también para aquellos que sufren en forma pasiva cotidianamente los estragos que produce el tabaco.

Deficiencias del sistema inmunitario

Además de las propiedades indicadas con anterioridad, que ayudan a optimizar el sistema inmunológico, diversos estudios han constatado que el consumo constante de ajo, ya sea crudo o en forma de suplementos específicos, torna más efectivos y activos a los linfocitos que tienen por función la defensa del organismo, sobre todo a los linfocitos T denominados killers o asesinos.

LOS LINFOCITOS

Los linfocitos son un grupo especial de glóbulos blancos, encargados de activar los mecanismos de defensa del organismo. Así, por ejemplo, actúan destruyendo los microorganismos nocivos o extraños que penetran en el organismo, así como en la lucha contra los tumores corporales.

Los linfocitos T denominados killers o asesinos poseen la particularidad de ser activados por la presencia de células anormales, producto de la formación de tumores o procesos virales infecciosos. Cuando son activados, los linfocitos T killers se fijan a estas células anómalas y liberan linfoquinas, que tienen por función destruir esas células tan nocivas para el organismo.

Cáncer

Hemos visto anteriormente que el beneficio que el ajo proporciona sobre el sistema inmunológico se amplía, a la vez, a la lucha de los linfocitos T killers contra las células anómalas que producen tumores. Diversos estudios han dado cuenta de que el ajo posee, además, propiedades específicas para la prevención de tejidos tumorales.

EL CÁNCER

El cáncer es una enfermedad caracterizada por el crecimiento de los tejidos orgánicos, producido por la generación continua de células anormales que invaden y destruyen otros tejidos orgánicos normales.

El cáncer puede producirse en cualquier tipo de tejido orgánico y, más que a una única enfermedad, la palabra cáncer engloba a una conjunto de enfermedades que se clasifican en tres grupos principales:

1) Sarcomas: proceden del tejido conectivo (huesos, nervios, vasos sanguíneos, cartílagos, músculos y tejido adiposo).

2) Carcinomas: proceden de tejidos epiteliales (piel y recubrimiento de los órganos corporales) y glandulares (correspondientes a la mama y la próstata).

2) Leucemias y linfomas: proceden de los tejidos productores de células sanguíneas.

LOS TUMORES
Se denomina "tumor" al aumento de tamaño localizado, considerado anormal, de un tejido u órgano corporal.
Los tumores pueden ser tanto benignos como malignos. Los tumores benignos, si bien no comprometen al organismo de manera grave, deben ser vigilados y analizados con periodicidad por un profesional calificado. El tumor maligno debe ser tratado y, de ser posible, extirpado, porque posee la capacidad de invadir tejidos cercanos o distantes, extendiéndose, por tanto, a otros sectores del organismo.

Reumatismo

El ajo posee propiedades benéficas contra el reumatismo debido a su acción depurativa y desintoxicante. Estas propiedades actúan a través de la ingestión del ajo, mientras que con el propósito de atenuar el dolor que el reumatismo produce se aconseja el uso externo a través de masajes sobre la zona afectada.

EL REUMATISMO
Reumatismo no es un término que provenga de la medicina pero que el uso habitual y popular ha

generalizado como si lo fuese.
Con el término "reumatismo" se indican diversas
afecciones que se producen en las articulaciones
y músculos, las que producen
intensos dolores, así como endurecimientos
y sensibilidad extrema.
La gota, la miositis, la osteartritis, la bursitis
y la artritis reumatoide son enfermedades
que generalmente se encuentran engloban
dentro del término reumatismo.

Toxicidad

En estudios recientes se ha comprobado que el
ajo posee la propiedad de actuar de manera bene-
ficiosa tanto en la toxicidad producida por los meta-
les pesados, que atacan a los glóbulos rojos de la
sangre, como para la prevención de la degenera-
ción de lo linfocitos, por la actividad radiactiva.

Con respecto a la primera función, actúa prote-
giendo a los glóbulos rojos; mientras que en la segunda, estimula la fagocitosis, siendo este proceso
fundamental para mantener en óptimas condiciones el sistema inmunológico del organismo.

FAGOCITOSIS
Se denomina "fagocitosis" al proceso por el cual

ciertas células, denominadas fagocitos,
tienen la función de ingerir otras sustancias
o materias como células, bacterias, sustancias
inorgánicas, etc., que podrían ser perjudiciales
para el organismo.

Retención de líquidos

Si bien la propiedad diurética, es decir, la estimulación para facilitar la expulsión de orina, es importante, no es ésta una de las propiedades más destacadas que posee el ajo. Sin embargo, también en esos casos se aconseja su consumo.

LA ORINA

Se denomina "orina" al líquido excretado
por los riñones a través de las vías urinarias.
Cuando se elimina la orina, se elimina
una gran cantidad de sustancias de desecho
e innecesarias para el organismo.
La orina interviene en la regulación equilibrada
de líquidos y electrolitos, así como
en el equilibrio entre
ácidos y bases.

Diabetes

Debido a la capacidad que posee el ajo para reducir el nivel de azúcar en la sangre, es un componente que beneficia el tratamiento contra la diabetes.

Por supuesto, dejamos en claro que esta enfermedad debe ser tratada por un profesional de la medicina y que la ingestión de ajo sólo actúa como complemento del tratamiento indicado.

LA DIABETES

Se denomina "diabetes" a una enfermedad particular que se produce por una alteración del metabolismo de los carbohidratos, produciéndose, en consecuencia, una excesiva cantidad de azúcar en la sangre y en la orina.

La diabetes se produce por dos motivos: el organismo produce poca o ninguna cantidad de insulina o bien, la insulina que se produce no es capaz de adherirse a la pared de las células. El resultado, para ambos casos, es el siguiente: las células no reciben la glucosa y, en consecuencia, carecen de la energía necesaria para realizar sus funciones específicas. La glucosa, al no penetrar en las células, queda como residuo en el torrente sanguíneo en cantidades que se van

elevando cada vez más a medida que se ingieren
nuevos alimentos.
La diabetes puede producir lesiones en los ojos, los
riñones, el corazón, la piel y las extremidades. Por
ello, mantener un adecuado nivel de azúcar en la
sangre es prioritario cuando se padece diabetes.

LA GLUCOSA
Los alimentos que se ingieren, como parte del
proceso de la digestión, se descomponen en el
estómago y en los intestinos. Cuando lo que se
descompone son los carbohidratos, originan un
azúcar simple denominada glucosa. La glucosa
atraviesa la pared del intestino y pasa al torrente
sanguíneo, denominándose glucosa sanguínea o,
popularmente, "azúcar en sangre".

PROPIEDADES ANTIBIÓTICAS Y BACTERICIDAS DEL AJO

Además de sus propiedades desintoxicantes, de-
sinfectantes y antiinflamatorias, entre otras, hemos dicho con anterioridad que el ajo posee propiedades
antibióticas y bactericidas.

Veamos un poco más en detalle estas propiedades tan beneficiosas para la salud en general.

Acción contra las micosis

Las micosis son infecciones producidas por distintos tipos de hongos. De entre todos ellos, el ajo ejerce una acción medicinal muy importante en el tratamiento de la Candida albicans, infección que se propaga generalmente en la vagina y en las mucosas bucales y de la garganta; en los Coccidioides immitis y en el Criptococcus, hongos que se observan con gran asiduidad en las infecciones que se producen en pacientes con SIDA; en el denominado "pie de atleta", hongo que ataca los dedos y plantas de los pies; y en numerosos hongos cutáneos.

LAS MICOSIS
Se denomina "micosis" a las enfermedades infecciosas producidas por el desarrollo de hongos en la superficie corporal o en el interior del organismo.Los hongos se desarrollan tanto en personas sanas como en aquellas que poseen trastornos en el sistema inmunológico. En las personas sanas, los síntomas son leves y afectan, principalmente, a determinadas zonas superficiales como la piel, las uñas

y el cuero cabelludo. Generalmente, estos hongos suelen permanecer sólo un tiempo en la zona afectada y desaparecen en forma espontánea. A veces, es necesario, debido a su persistencia, implementar un tratamiento específico para eliminarlos. En las personas que poseen anomalías en su sistema inmunológico, la invasión de hongos, tanto ataquen al organismo en forma interna como externa, conforman determinados tipos de infección de más difícil resolución, y que precisan de un tratamiento específico, continuo y controlado por profesionales.

Acción contra las bacterias

Hemos explicado que el ajo posee propiedades bactericidas pero resulta necesario aclarar algo más sobre este tema. Cuando nos referimos al ajo como bactericida, estamos indicando que posee la propiedad de destruir o eliminar a las bacterias. Pero además, el ajo posee la capacidad de prevenir la invasión de bacterias en la medida en que tiene la propiedad de inhibir el desarrollo y la multiplicación de éstas.

La acción antibiótica del ajo en la eliminación e inhibición del desarrollo de bacterias es altamente eficaz. Entre las bacterias que combate se encuentran los estreptococos, estafilococos, rickettsias y vibrios, entre los más destacados.

LAS BACTERIAS

Se denomina "bacteria" a los microscópicos organismos unicelulares, carentes de núcleo diferenciado, y que se reproducen por división celular simple.

Las bacterias se encuentran en gran cantidad de ambientes y medios como el agua, el hielo y la tierra, y soportan una gran amplitud de temperaturas. Existen dos grupos destacados de bacterias: las que viven y se alimentan de cuerpos muertos de animales y vegetales, llamadas saprofitas; y las que viven y se alimentan de cuerpos animales o vegetales vivos, llamadas simbiontes.

No siempre las bacterias son dañinas. Las saprofitas cumplen una función importantísima para la descomposición de los organismos muertos que luego constituirán el abono de la nueva materia vegetal. Asimismo, una gran cantidad de bacterias simbiontes también actúan beneficiando al cuerpo porque ayudan a cumplir adecuadamente las funciones fisiológicas básicas. Ahora bien, existen bacterias que sí son perjudiciales porque, por ejemplo, descomponen los alimentos pudiendo producir desde sabores desagradables hasta intoxicaciones graves. Otras son responsables de determinadas enfermedades como la peste, la tuberculosis, la sífilis, la lepra, la brucelosis y variadas formas de neumonía.

Acción contra los virus

Ya hemos indicado la acción que el ajo ejerce sobre la estimulación en la actividad de los linfocitos T killers, contribuyendo a la elevación del nivel inmunológico del organismo.

Se han realizado numerosos estudios con relación a la efectividad del ajo en los procesos virales o en la prevención de los mismos, sin que hasta el día de hoy pueda discriminarse en forma fehaciente si la acción terapéutica del ajo se produce por un efecto directo del mismo o por un efecto indirecto en la medida en que optimiza el nivel defensivo del sistema inmunológico.

Más allá de las disquisiciones teóricas, que aún hoy persisten, lo importante es rescatar que el ajo posee efectos antivirales, sobre todo en procesos como la gripe, los resfríos y el catarro.

LOS VIRUS
Se denomina "virus" a un grupo de organismos constituidos exclusivamente por material genético,

**que poseen una envoltura protectora. Tienen la
particularidad de necesitar vivir y desarrollarse en el
interior de otras células vivas.
Esta particularidad los torna peligrosos, ya que
terminan deteriorando a su huésped.**

El primero que estableció la existencia de organismos microscópicos diferentes a las bacterias, fue el
científico de origen ruso Dimitri I. Ivanovsky, en el
año 1892. Los organismos microscópicos que él iden-
tificó fueron los que, con el correr del tiempo, se
conocieron como el "virus del mosaico del tabaco".
Pocos años más tarde, en 1898, el botánico Martinus
W. Beijerinck fue el que denominó con la palabra
"virus" a estas partículas microscópicas
identificadas por Ivanovsky.
Con posterioridad, se descubrió que los virus
también podían crecer y desarrollarse en el interior
de las bacterias.

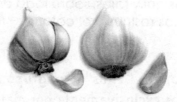

¿cómo consumir el AJO?

LAS DIFERENTES FORMAS DE CONSUMIR EL AJO

Aunque crudo el ajo ofrece mayor potencial curativo, existen otras maneras de consumirlo.

No sólo se ingiere en las preparaciones culinarias sino que también puede consumirse en forma de jarabes, extractos, comprimidos y diversos compuestos, caseros o de procedencia farmacéutica, de acuerdo con las necesidades terapéuticas de cada persona.

Veamos, a continuación, las diferentes formas con las que podemos contar con este excelente aliado terapéutico.

Ajo crudo

Ésta es la manera más natural y potente de consumirlo y beneficiarse con sus propiedades.

DOSIS

Para que el ajo crudo sea eficaz como medicamento natural debe consumirse un diente por día, en un tratamiento prolongado (de seis meses como mínimo), triturado o masticado directamente en la boca para favorecer la producción de la alicina.

Si bien ésta es la mejor manera de contar con las propiedades terapéuticas del ajo, también es cierto que posee dos inconvenientes que a veces resultan insalvables: el olor que desprende el cuerpo después de consumirlo y la posibilidad de provocar irritación estomacal.

Debido a estas dos características, es que la medicina ha logrado la producción de otras formas de consumo igualmente potentes.

MUY IMPORTANTE

Si bien para ser efectivo, el ajo debe consumirse durante un lapso prolongado, es importante tener en cuenta que a algunas personas, las dosis altas, por largo tiempo, pueden ocasionarles trastornos estomacales, hemorrágicos (sobre todo, los que derivan de una menstruación abundante) e índices leves de toxicidad. Ante cualquier duda siempre consulte a su médico de cabecera.

Perlas o cápsulas

Las perlas o cápsulas de ajo son compuestos farmacéuticos. La dosificación varía de acuerdo con el tipo de cápsula y el trastorno que se desea aliviar.

DOSIS

La dosis media para la prevención de enfermedades y el mantenimiento del equilibrio del sistema inmunológico varía entre 1 a 2 cápsulas diarias, en un tratamiento no inferior a seis meses continuos.

Ajo seco

Se adquiere en comprimidos de fabricación farmacéutica.

La dosis varía de acuerdo con la presentación comercial y la proporción de los componentes en cada caso.

Jugo de ajo

El jugo de ajo se prepara machacando una cabeza de ajo pelada y tamizándola a través de una tela limpia y fina. El preparado se coloca en un gotero y se mantiene en lugar oscuro y fresco.

DOSIS
Se ingieren de 10 a 20 gotas diarias.

Jarabe de ajo

El jarabe de ajo es ideal para el tratamiento contra el asma. Puede adquirirse la variante farmacéutica o bien, producirse caseramente.

DOSIS
Durante el trascurso del ataque de asma debe tomarse una cucharadita de jarabe cada quince minutos. Luego, una cucharadita cada tres horas hasta el fin del día. De todos modos, se recomienda consultar previamente al médico especialista.

Para preparar el jarabe de ajo en forma casera, realicen lo siguiente:
• Pelar 250 gramos de ajo.

- Colocarlo en el fondo de un frasco de vidrio de boca ancha.
- Añadir vinagre y agua destilada hasta cubrir por completo.
- Cerrar el frasco en forma hermética.
- Agitar el preparado varias veces y dejar asentar.
- Dejar macerar durante cinco días, agitando el preparado todas las mañanas.
- Pasado este tiempo, colar y añadirle una taza de miel líquida.
- Agitar la preparación para que la miel se disuelva en su totalidad en el líquido de ajos.
- Consumir de la manera indicada.
- Conservar el jarabe en un lugar fresco.

Extracto de ajo

Es un preparado farmacéutico que se adquiere en tabletas o en polvo.

DOSIS

Como existen gran variedad de presentaciones comerciales, a la vez que diferencias en la proporción de los compuestos, guíense por las instrucciones del envase para conocer la dosis adecuada. La dosis media indicada es de 600 a 900 mg diarios.

Extracto de ajo seco

Es un producto farmacéutico preparado para utilizar en forma de supositorio.

DOSIS

Se utiliza desde 100 hasta 250 mg por supositorio, de acuerdo con el trastorno a tratar.

Tintura de ajo

Se consigue en farmacias o bien puede preparase en forma casera.

DOSIS

La dosis media varía entre 20 a 30 gotas diarias.

Para preparar una tintura de ajos en forma casera, cumplan con las siguientes instrucciones:

• Pelar una cabeza de ajos y cortarlos por la mitad.

• Colocar los ajos dentro de una botella de vidrio que contenga un litro de alcohol de 90°C.

• Tapar la botella y dejar macerar durante veinticinco días.

• Durante los días de maceración, batir una vez al día, por la mañana, y dejar asentar.

recetas con **AJO** para la salud

LA CURA TIBETANA DEL AJO

Esta receta fue encontrada en un monasterio tibetano. En su texto se indica que la misma se encuentra destinada a desintoxicar y purificar el organismo. Además de otros beneficios que provee el ajo, en el manuscrito se especifican los siguientes:

- Limpia el organismo de las grasas.
- Libera de cálculos o sedimentos.
- Cura la trombosis del cerebro.
- Cura el reumatismo, la artritis y la artrosis.
- Actúa contra el dolor de cabeza.
- Es eficaz en el tratamiento de la sinusitis, la hipertensión y las enfermedades pulmonares.

- Cura la gastritis, las hemorroides y las úlceras de estómago.
- Actúa contra los trastornos de vista y oído.
- Mejora el metabolismo.
- Actúa en el tratamiento de la arterioesclerosis.

El manuscrito tibetano aconsejaba que la cura del ajo se realizara una vez cada cinco años, es decir, que una vez hecho no se podía repetir antes de los cinco años. Además, indicaba que las personas que padecieran de úlceras intestinales se abstuvieran de ponerla en práctica.

La receta tibetana

Ingredientes
350 gramos de ajos crudos
1/4 litro de aguardiente

Preparación
- Pelar y triturar bien los ajos.
- Mezclar los ajos con el aguardiente en un tarro de cristal o vidrio.
- Cerrar el tarro con una tapa para que el mismo quede hermético.
- Llevar el preparado a la heladera y dejarlo reposar durante diez días.
- Pasado este tiempo, retirarlo y filtrar el preparado por medio de un colador de tela fina.

• Verter el líquido resultante nuevamente en el tarro y llevar a la heladera durante dos días más.

• Pasado este tiempo, el preparado se encuentra listo para consumir.

Mientras se realiza el tratamiento,
el preparado debe conservarse refrigerado para
que no pierda sus propiedades curativas.
La coloración verdosa que adquiere el ajo
preparado con el aguardiente es normal.

Modo de empleo

El preparado se coloca en un gotero. Se ingiere agregándolo a las tres comidas principales de acuerdo con la siguiente tabla:

Día	Desayuno	Almuerzo	Cena
1	1 gota	2 gotas	3 gotas
2	4 gotas	5 gotas	6 gotas
3	7 gotas	8 gotas	9 gotas
4	10 gotas	11 gotas	12 gotas
5	13 gotas	14 gotas	15 gotas
6	16 gotas	17 gotas	18 gotas

Día	Desayuno	Almuerzo	Cena
7	17 gotas	16 gotas	15 gotas
8	14 gotas	13 gotas	12 gotas
9	11 gotas	10 gotas	9 gotas
10	8 gotas	7 gotas	6 gotas
11	5 gotas	4 gotas	3 gotas
12	2 gotas	1 gota	25 gotas

A partir del día 13 se toman 25 gotas tres veces al día (en las tres comidas principales) hasta terminar el preparado.

IMPORTANTE

Como en todo tratamiento depurativo del organismo es posible que en los primeros días se produzcan reacciones como erupciones de la piel, dolor de estómago, mareos, dolor de cabeza, boqueras, etc. Esto ocurre porque el organismo, al desintoxicarse, expulsa las toxinas. Si bien es normal que ocurra, aconsejamos que ante cualquier síntoma inusual consulten con su médico de cabecera.

Tratamiento desintoxicante y depurativo

Se realiza con ajos crudos.

• Ingerir, masticándolos, dos dientes de ajo en ayunas y dos antes del almuerzo, durante cinco días.

Para combatir gripes y resfríos

Ingredientes

1 diente de ajo
Jugo de 1 limón
Jugo de 1 naranja
1 cucharadita de miel
1 cucharadita de pimienta de Cayena

Preparación

• Pelar y machacar el ajo.
• Mezclar el ajo con el resto de los ingredientes.
• Colocar el preparado en un frasco de vidrio con cierre hermético y mantener en la heladera.

DOSIS

Tomar una cucharada de la mezcla, tres veces por día, antes de cada comida hasta que los síntomas desaparezcan.

Otra opción es la siguiente:

- Poner un litro de agua en una cacerola junto con una cabeza de ajos pelados.
- Hervir hasta que los ajos se encuentren bien tiernos.
- Retirar del fuego y dejar enfriar.
- Colar la preparación y verter el líquido resultante en una botella de vidrio con tapa.
- Conservar a temperatura ambiente.

<u>DOSIS</u>
Tomar dos cucharaditas de la preparación
cada hora hasta que los síntomas de la gripe
se atenúen. Esta preparación también está
indicada para bajar la fiebre.

Para bajar la fiebre

- Pelar dos dientes de ajo y frotar las plantas de los pies, utilizando un ajo para cada planta.
- Repetir el tratamiento hasta tres veces por día durante el tiempo en que la fiebre persista.

Para los dolores reumáticos

- Licuar dos ajos con el jugo de un limón.
- La cantidad indicada cubre sólo una jornada.

DOSIS
Tomar esta preparación dos veces por día durante
un período no inferior a seis meses.

Otra opción es la siguiente:

- Machacar tres dientes de ajo.
- Preparar un caldo de verduras y colocar allí los
ajos machacados.
- Dejar macerar unos diez minutos.

DOSIS
Tomar una taza del caldo una vez por día,
media hora antes del almuerzo.

Para desinfectar la piel

- Machacar tres dientes de ajo hasta formar un
pasta.
- Pasar la pasta por la piel afectada (por ronchas,
erupciones, etc.).

<u>DOSIS</u>
Aplicar la pasta de ajos una vez por día,
una hora antes de acostarse, durante quince
minutos como mínimo.

Otra opción es la siguiente:
- Mezclar partes iguales de jugo de ajos y vaselina líquida.
- Conservarla en ambiente seco y fresco bien tapada.

<u>DOSIS</u>
Aplicar en caso de ronchas o erupciones una
o dos veces por día, en cualquier momento,
dejándola actuar el mayor tiempo posible.
Si es necesario quitarse la crema, dejarla actuar
como mínimo media hora.

Para combatir las infecciones de oídos

- Tostar un ajo pequeño entero y pelado, a fuego directo.
- Cuando el ajo posea un coloración café, retirarlo de la llama .

• Dejarlo entibiar, envolverlo en un algodón y colocar en el oído infectado durante diez minutos.

<u>DOSIS</u>
Repetir la operación indicada tres veces por día hasta que desaparezcan el dolor y la infección. Siendo el oído un órgano muy delicado, aconsejamos la consulta médica.

Para combatir el acné

• Frotar un diente de ajo entero y pelado sobre la zona cutánea que posee acné.
• Realizar este procedimiento todas las noches, dejando secar al aire libre.
• Es necesario la constancia en el procedimiento para obtener buenos resultados.

Para revitalizar el organismo

• Preparar una ensalada con una zanahoria rallada, media rama de apio en rodajas, tres almendras peladas y picadas, dos dientes de ajo pelados y picados, y jugo de una naranja recién exprimido.

Las cantidades indicadas son para una porción diaria.

<u>DOSIS</u>
Comer esta ensalada dos veces al día durante tres días consecutivos.

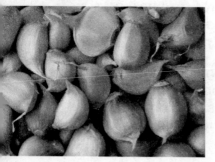

el **AJO** en la cocina

TRUCOS Y CONSEJOS

Desde la antigüedad, el ajo siempre ha estado presente en la cocina. Ya sea por su sabor o por sus propiedades terapéuticas, rebanadas de pan con ajo o una exquisita y nutritiva sopa bien caliente difícilmente faltaron en los hogares de nuestras abuelas. Es que ellas sí sabían como beneficiarse con los alimentos naturales.

Para que ustedes también puedan beneficiarse con ellos, les ofrecemos una variedad de recetas con ajo, tan sabrosas como fortificadoras del organismo en general.

Pero antes de pasar a las recetas, presten atención a los siguientes trucos y consejos para sacar el mejor provecho del ajo en la cocina.

Según cuenta la historia, la reina Isabel la Católica era enemiga acérrima del ajo, al que denominaba "villano". Seguramente era por su penetrante olor, ¿no les parece?
Es que en aquella época no existían cápsulas o comprimidos que solucionaran ese problema.

1) Si bien lo aconsejable es que el ajo se incorpore al organismo a fin de beneficiarse con sus propiedades, si no desean ingerirlo pero sí saborizar las comidas, realicen lo siguiente: en vez de picar o cortar el ajo en láminas o rodajitas, corten el ajo en cuartos. Una vez que ha terminado la cocción de la comida, podrán retirarlo fácilmente.

2) Para saborizar las ensaladas, si desea comer el ajo crudo, corte un diente por la mitad y frótelo por el fondo de una ensaladera, apretándolo bien para que suelte el jugo.

3) Para las diversas preparaciones, tengan en cuenta que el ajo machacado posee un sabor más suave que el picado o triturado.

4) La mejor manera de conservar el ajo es ubicarlo en un ambiente fresco, seco y en el que apenas llegue la luz.

5) El ajo se conserva mejor en la ristra que manteniendo sus cabezas o bulbos separados.

6) Cuando el ajo se encuentra en un lugar bien aireado concentrará mejor su jugo y su sabor.

7) Cuando adquiera ajos, elija cabezas que posean dientes grandes ya que le será más fácil retirarles la piel.

¿Otros secretitos?... van acompañando a las recetas que se ofrecen a continuación.

RECETAS CON AJO PARA TODA OCASIÓN

Rebanadas sabrosas

Ideales como aperitivo
para degustarlas "entre horas".

REBANADAS CON AJO CRUDO

• Cortar una pieza pan francés en rebanadas de no menos de 1 cm de ancho.
• Humedecer la miga con aceite de oliva.
• Machacar un diente de ajo crudo.
• Esparcir el ajo sobre la rebanada.
• Incorporar, a gusto, tajaditas de aceitunas verdes.

REBANADAS CON AJO SALTADO

• Pelar dos o tres dientes de ajo y dorarlos enteros en una sartén con un poco de aceite.
• Retirarlos cuando adquieran un color apenas dorado (sin que se quemen).
• Cortarlos en finas láminas.
• Cortar rodajas de pan fresco y embeberlas en aceite de oliva o maíz.
• Acomodar las láminas de ajo sobre las rodajas de pan y salar a gusto.

REBANADAS TOSTADAS

Ingredientes

6 rebanadas de pan integral
2 cucharadas de leche tibia
2 cucharaditas de perejil picado
3 dientes de ajo machacados
1 cucharada de aceite
Sal, a gusto

Preparación

• Mezclar todos los ingredientes, menos el aceite y el pan.
• Embeber las rodajas en el preparado.
• Calentar el aceite en una sartén y tostar las rebanadas de ambos lados.
• Retirar y, si se desea, añadir una feta de queso o jamón a cada tostada.

RODAJAS AL TOMATE

Ingredientes

12 rodajas de pan fresco
3 dientes de ajo picados
12 rodajas de tomate
1 cucharadita de perejil picado
1 cucharada de apio cortado en ruedas
2 cucharadas de aceite de oliva
Sal a gusto

Preparación

- Humedecer las rodajas de pan con el aceite.
- Colocar encima las rodajas de tomate.
- Mezclar el ajo con el perejil y salar a gusto.
- Distribuir sobre los tomates.
- Decorar con rueditas de apio.

Patés

PATÉ NATURAL

Ingredientes

150 gramos de tofu (queso de soja)
2 dientes de ajo picados
1/2 cebolla picada
1/2 cucharadita de perejil picado
1/2 cucharadita de albahaca
1/2 cucharadita de ají molido
1 pizca de pimentón
2 cucharadas de aceite de oliva
Sal, a gusto

Preparación

- Poner todos los ingredientes en una licuadora.
- Procesar hasta obtener una pasta homogénea.
- Untar sobre panes y galletitas, o servir en un bol rodeado de panes y grisines.

PATÉ DE ACEITUNAS AL MORRÓN

Ingredientes

300 gramos de aceitunas negras
3 dientes de ajo machacados
2 tiritas de morrón al aceite picadas
1 cucharada de queso blanco

Preparación

• Dejar en remojo las aceitunas con agua salada durante toda la noche.
• Retirar, escurrir y quitarles el carozo.
• Picar finamente las aceitunas y mezclar con el resto de los ingredientes.
• Formar una pasta untable y servirla junto con panes y galletas.

PATÉ DE ATÚN AL AJILLO

Ingredientes

1 lata de atún al natural
2 dientes de ajo triturados
1 cebolla picada bien fina
2 tiritas de ají morrón pisadas
1/2 cucharadita de salsa de soja
Sal y pimienta, a gusto

Preparación

• Colocar todos los ingredientes en la licuadora.

- Licuar hasta que la preparación alcance la consistencia de una pasta.
- Retirar y untar galletas o panes, a elección.

Ensaladas

ENSALADA DE TOMATES Y AJO

Ingredientes

2 tomates cortados en dados
1 remolacha rallada
1 zahanoria rallada
3 dientes de ajo machacados
1 cebolla picada
2 hojas de lechuga en trozos pequeños
Sal y pimienta a gusto
Aceite de ajo a gusto

Preparación

- Colocar los ingredientes en una ensaladera.
- Condimentar con sal, pimienta y aceite.
- Mezclar bien y servir.

ENSALADA DE AJO Y PEREJIL

Ingredientes

1 ramito de perejil picado

2 dientes de ajo picados
1 cebolla pequeña picada
Jugo de 1 naranja
1 cucharadita de ralladura de naranja
5 aceitunas verdes descarozadas
Sal y pimienta, a gusto

Preparación

• Colocar todos los ingredientes en una fuente ensaladera, excepto las aceitunas.
• Mezclar bien y salpimentar a gusto.
• Llevar a la heladera unos minutos.
• Antes de servir, cortar las aceitunas en láminas y decorar la superficie.

ENSALADA DE ARROZ Y PUERRO

Ingredientes

2 tazas de arroz integral cocido
2 tazas de puerros, hervidos y picados
3 dientes de ajo machacados
1 zanahoria, hervida y cortada en ruedas
1 cucharadita de tomillo
1 cucharadita de perejil picado
1 cucharada de aceite de oliva
1 cucharada de mayonesa
Sal y pimienta, a gusto

Preparación

• Colocar todos los ingredientes, excepto las zanahorias, en una fuente ensaladera y mezclar bien.
• Decorar con las ruedas de zanahoria y copos de mayonesa.

ENSALADA DE ALCAUCILES AL AJILLO

Ingredientes

1 taza de corazones de alcauciles cocidos
2 tomates cortados en rodajas
2 dientes de ajo picados
1 cebolla picada
1/2 cucharada de pimentón
1 cucharada de aceite de oliva
Sal y pimienta, a gusto

Preparación

• Cortar en cuartos los corazones de alcauciles.
• Colocarlos en una fuente ensaladera.
• Rodearlos con las rodajas de tomate.
• Mezclar los ajos con la cebolla, el pimentón, sal y pimienta a gusto, y la cucharada de aceite. Revolver.
• Bañar los alcauciles con el preparado.

Sopas

SOPA DE AJOS

Ingredientes

1/4 kilogramo de pan
4 dientes de ajo
2 cucharadas de aceite, a elección
1/2 cucharadita de pimienta
1/2 cucharadita de eneldo
1 litro de caldo (a elección)

Preparación

• Cortar el pan en rodajas finas.
• Cortar los dientes de ajo en láminas.
• Dorar el ajo en aceite bien caliente.
• Retirar del fuego, y añadir el caldo tibio y las especias. Dejar reposar cinco minutos.
• Cumplido este tiempo, regresar a fuego y calentar bien la sopa.
• Colocar rebanadas de pan en soperas individuales y verter la sopa bien caliente sobre ellas.

SOPA DE AJO SEMOLADA

Ingredientes

1 litro de caldo de verduras o de gallina
6 dientes de ajo picados finamente

1/2 taza de sémola
Sal y pimienta, a gusto

Preparación

• Llevar el caldo a fuego moderado.
• Cuando rompa el hervor, echar la sémola en fina lluvia, revolviendo constantemente con cuchara de madera para que no se formen grumos.
• Cuando la sémola esté cocida, retirar la cacerola del fuego y añadir la picadura de ajos.
• Dejar reposar, en cacerola tapada, durante cinco minutos y servir, acompañada de rebanadas de diversos panes.

SOPA CREMA DE POLLO AL AJO

Ingredientes

1/2 litro de caldo de pollo
1/2 litro de leche
100 gramos de manteca
100 gramos de harina
3 dientes de ajo picados
2 yemas de huevo
Miga de pan cortada en trozos, a gusto

Preparación

• Saltear los ajos en la manteca hasta que comiencen a dorarse.

• Añadir la harina, la leche, y formar una salsa blanca bien espesa.

• Agregar, de a poco, el caldo, revolviendo constantemente con cuchara de madera para evitar que se formen grumos.

• Retirar del fuego y colar la preparación.

• Añadir las yemas de huevo batidas.

• Calentar la preparación, a fuego bajo, evitando que llegue al hervor.

• Colocar los trozos de pan en el fondo de soperas individuales.

• Verter la sopa sobre la miga de pan.

• Espolvorear, si se desea, con queso rallado.

CALDO DE CARNE AL AJO

Ingredientes

1/2 kilogramo de falda desgrasada
6 ajos picados
1 litro de agua
1 cucharada de sal gruesa
1 atado de verduritas, a elección
1 taza de puré de tomates

Preparación

• Colocar en una cacerola el agua con la sal junto con la carne cortada en trozos pequeños.

• Dejar cocinar durante diez minutos.

• Añadir las verduritas y los ajos.

• Dejar cocinar a fuego moderado hasta que la carne esté bien cocida y tierna.
• Cuando suelte el hervor, bajar el fuego a mínimo.
• Añadir el puré de tomates y mezclar.
• Tapar la cacerola y dejar cocinar hasta que la carne se deshaga de tan tierna.
• Retirar del fuego y mezclar bien la preparación.
• Dejar enfriar y retirar la capa blanca grasosa que se haya formado.

CALDO DE VERDURAS

Ingredientes

1 litro de caldo de verduras
6 dientes de ajo picados gruesos
1 pieza de pan francés
4 cucharadas de aceite

Preparación

• Poner a calentar el caldo en una cacerola.
• Mientras tanto, freír unos momentos en la sartén la picadura de ajos con dos cucharadas de aceite.
• Embeber el pan cortado en dados con el resto del aceite.
• Añadir el pan junto con los ajos y freír hasta que el pan se muestre dorado.
• Colocar los dados de pan con el aceite al ajo en una sopera.
• Cubrir con el caldo bien caliente, y servir.

Platos principales

ARROZ CON AJO

Ingredientes

3 tazas de arroz
10 dientes de ajo picados
1 pimiento morrón picado
1 pimiento verde picado
2 tazas de arvejas cocidas
2 cebollas picadas
2 tazas de caldo (a elección)
2 cucharadas de aceite de oliva
1 cucharadita de azafrán
Sal y pimienta, a gusto

Preparación

• Colocar en una cazuela o recipiente para horno el aceite, los ajos y las cebollas.
• Sobre ellos, ubicar el resto de los ingredientes y bañar con el caldo.
• Llevar la cazuela al horno, a temperatura moderada.
• Cocinar hasta que el arroz esté tierno o "al dente", según el gusto.
• Servir en la misma cazuela o en cazuelitas individuales, acompañadas por trozos de pan fresco o apenas tostado.

PUERROS A LA PROVENZAL

Ingredientes

1/2 kilogramo de puerros
6 dientes de ajo picados
1 cucharada de perejil picado
4 cucharadas de aceite de oliva
Sal y pimienta, a gusto

Preparación

• Lavar muy bien los puerros y cortarlos en trozos grandes.
• Rehogar en una sartén con aceite los ajos y el perejil picados.
• Antes de que el ajo llegue a dorarse, agregar el puerro y salpimentar a gusto.
• Cocinar hasta que los puerros estén tiernos.
• Retirar del fuego y servir enseguida.

PIZZA AL AJO

Ingredientes

1 prepizza
6 dientes de ajo
4 tomates perita
1 cucharadita de albahaca
50 gramos de aceitunas verdes
2 cucharadas de aceite de oliva
100 gramos de queso semiduro rallado
Sal y pimienta, a gusto

Preparación

• Picar los tomates y colocarlos en un bol.
• Añadir la albahaca, el aceite y salpimentar a gusto. Mezclar bien los ingredientes.
• Echar el preparado en una sartén hasta que la salsa alcance el punto de hervor. Retirar y dejar entibiar.
• Cubrir la prepizza con la salsa de tomates.
• Pelar y cortar los dientes de ajo en finas láminas o picarlos finamente.
• Descarozar las aceitunas y cortarlas en rodajas finas.
• Ubicar primero los ajos y luego, las aceitunas sobre la salsa de tomates.
• Esparcir el queso sobre la superficie.
• Llevar a horno de temperatura moderada hasta que el queso se funda.

ALCAUCILES RELLENOS

Ingredientes

8 alcauciles
4 dientes de ajo picados
Jugo de 1 limón
1 clara de huevo
3 cucharadas de queso rallado
2 tazas de puré de tomates
1 cucharadita de perejil picado
1 cucharadita de orégano
1 hoja de laurel
Sal y pimienta, a gusto

Preparación

• Lavar muy bien los alcauciles retirando las hojas duras y cortando sus puntas.

• Rociarlos con el jugo de limón.

• En un bol, mezclar los ajos con el perejil, la clara de huevo y el queso rallado.

• Salpimentar a gusto, mezclar bien los ingredientes y rellenar los alcauciles sin que se rompan.

• Verter el puré de tomates en una cacerola.

• Añadir el laurel, el orégano y un poco de sal, a gusto.

• Colocar los alcauciles rellenos sobre la base de tomates.

• Llevar a fuego moderado, con la cacerola tapada, durante una hora, aproximadamente.

• De ser necesario, agregar agua a la cocción.

LENGUADO A LA VINAGRETA

Ingredientes

6 filetes de lenguado
1 cabeza de ajo picada
1 cucharada de perejil picado
1 taza de vinagre blanco
2 huevos duros
2 tazas de aceite
1/2 taza de sal gruesa
Sal y pimienta, a gusto

Preparación

• Cortar el lenguado en trozos y ubicarlos en un colador.

• Cubrir con la sal gruesa y dejarlo macerar durante una hora.

• Pasado este tiempo, lavar el lenguado, pasar los trozos por harina y freírlos con una de las tazas de aceite bien caliente.

• Retirar, dejar reposar y colocarlos en una fuente para servir.

• Preparar la salsa mezclando los huevos duros picados, el perejil, el ajo, el vinagre y la taza restante de aceite.

• Mezclar bien la preparación y rociar el pescado con esta salsa.

<u>CROQUETAS DE MERLUZA</u>

Ingredientes

1/2 kilogramo de merluza sin espinas, cocida
1/2 kilogramo de puré de papas
4 dientes de ajo picados
2 huevos
1 cucharadita de perejil picado
1 cucharada colmada de harina
1 taza de pan rallado
Aceite para freír

73

Preparación

• Pisar bien la merluza y mezclarla con el puré de papas, un huevo, el ajo, la harina y el perejil.
• Mezclar bien hasta formar una pasta homogénea y consistente.
• Separar porciones del preparado de acuerdo con el tamaño deseado para las croquetas.
• Pasar las porciones por el huevo restante, previamente batido, y luego por pan rallado.
• Freír las croquetas en el aceite bien caliente.
• Retirar, secar con papel absorbente y servir.

POLLO AL AJO

Ingredientes

1 pollo de 1 y 1/2 kilogramos
1 diente de ajo entero (para frotar las presas)
7 dientes de ajo picados
1 cucharada de perejil picado
1 cucharadita de orégano
1 taza de caldo de gallina
1/2 taza de aceite
Sal y pimienta, a gusto

Preparación

• Lavar y cortar el pollo en presas.
• Frotar las piezas con un diente de ajo y salpimentar a gusto.

• Verter el aceite en una sartén y, cuando esté bien caliente, incorporar las presas de pollo.
• Cuando las presas se encuentren doradas, añadir las picaduras de ajo y perejil, y el orégano.
• Cocinar unos minutos y añadir el caldo.
• Tapar y dejar cocinar a fuego moderado hasta que el pollo esté bien tierno.
• Retirar y servir bien caliente.

POLLO AL VINO BLANCO

Ingredientes

1 pollo de 1 y 1/2 kilogramos
2 vasos de vino blanco
6 dientes de ajo picados
1/2 taza de aceite
2 cucharadas de manteca
1 cucharadita de perejil
1 cucharadita de albahaca
3 hojitas de laurel
Sal y pimienta, a gusto

Preparación

• Limpiar muy bien el pollo, escurrirlo y condimentarlo con sal y pimienta, a gusto.
• Colocar el pollo en una fuente para horno previamente aceitada.
• Llevar el pollo a horno, a temperatura moderada, hasta que se muestre dorado.

• Retirar del horno, escurrir el aceite y dejar el pollo en la fuente.

• Espolvorearlo con el ajo, el perejil, la albahaca y distribuir trocitos de manteca sobre la superficie.

• Una vez que la manteca se haya derretido, bañar el pollo con el vino blanco.

• Llevar a horno, a temperatura baja, y cocinar durante una hora.

• Si la salsa se reduce, bañar con un poco de vino blanco.

• Retirar y servir enseguida, bañado con su salsa.

CARNE A LA CACEROLA

Ingredientes

1 kilogramo de carne, a elección
3 dientes de ajo picados
3 cebollas de verdeo cortadas en tiras finas
2 tomates perita picados
1 vaso de vino tinto
1 taza de caldo de carne
1 cucharada de perejil picado
1 cucharadita de albahaca picada
1 cucharadita de orégano
1 pocillo de aceite (a elección)
Sal y pimienta, a gusto

Preparación

• Verter el aceite en una cacerola y llevar a fuego moderado.

• Cuando el aceite se encuentre bien caliente, salpimentar la carne y dorarla a fuego fuerte.
• Añadir los ajos, los tomates , las cebollas de verdeo, el vino y el caldo. Tapar la cacerola y dejar cocinar unos minutos.
• Agregar el perejil, la albahaca, el orégano, y volver a tapar.
• Cuando la carne esté bien cocida, retirar del fuego y servir bañada con su propio jugo.

ALBÓNDIGAS

Ingredientes

1/2 kilogramo de carne cocida y picada
3 dientes de ajo picados
1 taza de salsa blanca
1 cucharada de perejil
1 taza de pan rallado
1 taza de aceite
Sal y pimienta, a gusto

Preparación

• Mezclar la salsa blanca con la carne picada.
• Añadir el ajo y el perejil, bien picados.
• Mezclar muy bien los ingredientes hasta formar una pasta maleable.
• Tomar porciones de la pasta y formar albóndigas, pasándolas por pan rallado.
• Freírlas en aceite bien caliente hasta que se doren.

Salsas y aderezos

PESTO

Ingredientes

1 cabeza de ajo
1 ramo de albahaca
100 gramos de nueces picadas
1 taza de aceite (a elección)

Preparación

• Machacar los dientes de ajo junto con la albahaca y las nueces hasta formar una pasta.
• Verter, de a poco, el aceite machacando los ingredientes hasta que la pasta se vea homogénea.

SALSA AIOLI

Ingredientes

6 dientes de ajo
1 taza de aceite (a elección)
Sal y pimienta, a gusto

Preparación

• Machacar muy bien los dientes de ajo.
• Añadir el aceite lentamente y sin dejar de revolver con una cuchara de madera, hasta obtener una pasta con la consistencia de una manteca.
• Salpimentar a gusto, revolver y servir.

SALSA DE AJO A LA MOSTAZA

Ingredientes

1 cabeza de ajo
1/2 taza de aceite (a elección)
Jugo de 1 limón
1 cucharadita de mostaza
Sal, a gusto

Preparación

• Machacar muy bien los dientes de ajo hasta obtener una pasta.
• Añadir el jugo de limón y salar a gusto.
• Agregar la mostaza y el aceite, revolviendo bien a medida que se incorporan.
• Dejar asentar y mezclar de tanto en tanto.

SALSA CRIOLLA

Ingredientes

3 dientes de ajo picados finamente
1 taza de tomates picados
2 cebollas picadas
4 cucharadas de aceite
2 cucharadas de vinagre blanco
Sal y pimienta, a gusto

Preparación

• Colocar en una fuente todos los ingredientes.
• Mezclar bien y salsear el plato a elección.

SALSA DE AJO AL APIO

Ingredientes

3 dientes de ajo picados
1 rama de apio picada (hojas inclusive)
1 tacita de caldo de verdura
1 papa cocida
1 cucharada de almendras, peladas y picadas
Sal, a gusto

Preparación

• Licuar el apio junto con el caldo de verduras.
• Añadir la papa cortada en trozos, el ajo, las almendras y sal a gusto.
• Volver a licuar hasta que la salsa se muestre homogénea y espumosa.

CREMA AL AJO

Ingredientes

1 cabeza de ajo
100 gramos de manteca
250 gramos de crema de leche
1 cucharadita de fécula de maíz
2 cucharadas de leche tibia
Sal y pimienta, a gusto

Preparación

• Machacar muy bien los dientes de ajo (preferentemente con la ayuda de un mortero).

• Cocer los ajos en manteca hasta que comiencen a dorarse.
• Diluir la fécula en la leche.
• Añadir a la sartén la crema de leche junto con la fécula diluida.
• Cocinar a fuego bajo hasta que la preparación espese. Revolver continuamente con cuchara de madera para que no se pegue a la sartén.
• Retirar la salsa del fuego antes de que hierva.
• Salpimentar a gusto y servir.

ADOBO PARA CARNES FRÍAS

Ingredientes

1 cabeza de ajo
1 cucharada de ají molido
1 cucharada de perejil picado
1/2 taza de vinagre blanco o de manzana
1 cucharada de aceite
Sal, a gusto

Preparación

• Machacar los dientes de ajo.
• Colocar todos los ingredientes en un bol y salar.
• Mezclar y adobar las carnes.

ADEREZO PARA CARNES ASADAS

Ingredientes

6 dientes de ajo picados
1 ramito de perejil picado
4 cucharadas de aceite (a elección)
Sal y pimienta, a gusto

Preparación

• El ajo y el perejil deben estar bien picados.
• Colocar las picaduras en un bol, añadir las cucharadas de aceite, la sal y la pimienta a gusto, y dejar macerar durante diez minutos.
• Mezclar bien antes de aderezar las carnes.

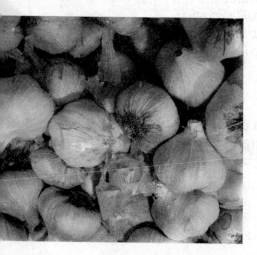

trucos de belleza... ¡con AJO!

GUÍA DE TRUCOS DE BELLEZA

Sí, aunque no lo puedan creer, el ajo es muy útil para realizar algunos tratamientos de belleza. Es cierto, no son muchos, pero les aseguramos que son muy eficaces. Anímense y... ¡pruébenlos!

Para contrarrestar el mal aliento

Pueden optar por alguno de los siguientes métodos:
• Beber jugo de limón recién exprimido.
• Masticar uno o dos clavos de olor.

• Masticar perejil o hinojo.
• Tomar una cucharada de miel o una manzana ra-
llada después de media hora de haber ingerido el
ajo.
• Beber un vaso de leche tibia.
• Masticar dos granos de café.
• Beber una copita de licor de menta.

Para la belleza de las uñas

Para el tratamiento de uñas frágiles

• Retirar todo resto de esmalte de las uñas.
• Lavarlas muy bien con agua y jabón.
• Secarlas con una toalla limpia.
• Cortar un diente de ajo por la mitad.
• Tomar una mitad y frotarla sobre las uñas de una
de las manos cuidando que el jugo las impregne
bien.
• Tomar la otra mitad y repetir el procedimiento.
• Dejar secar al aire libre y repetir todos los días has-
ta que las uñas se muestren restauradas.

Para otorgarle más dureza a las uñas

• Retirar el esmalte, lavar bien las uñas y secarlas.
• Preparar una mezcla de dos dientes de ajo triturados con el jugo de un limón.
• Agitar bien la mezcla y dejarla reposar durante
quince minutos en la heladera.

• Retirar, introducir las uñas en la mezcla y mantenerlas en remojo durante cinco minutos.
• Dejar secar al aire libre.

También pueden optar por el siguiente método:
• Triturar un diente de ajo para que suelte el jugo.
• Verter el preparado dentro del esmalte que utilizan como base de uñas.
• Agitar muy bien el frasco antes de pintar.

Para quitar las espinillas e impurezas del rostro

• Cortar un diente de ajo por la mitad a lo largo.
• Tomar una mitad y frotar, suavemente, por el rostro, sobre todo en las zonas en las que se encuentren las espinillas (generalmente en el mentón, nariz y frente). Dejar secar bien.

Realizar este tratamiento de belleza todas las noches antes de acostarse, dejando secar bien el rostro, hasta que las espinillas desaparezcan.
Las propiedades curativas del ajo actuarán, no sólo eliminando las impurezas, sino también evitando que se produzcan infecciones en la piel.

Para mantener la vitalidad

• Machar un diente de ajo y mezclarlo con el jugo de una naranja recién exprimida.

DOSIS
Beber este preparado en ayunas durante diez días consecutivos. Dejar descansar un mes y repetir cada vez que el cansancio comience a ser notorio.

Para contrarrestar la inflamación de los labios

Tanto sea por el sol como por procesos internos del organismo, suele ocurrir que la temperatura de los labios aumenta, produciendo inflamación y dolor. Para contrarrestar este padecimiento, recurran a este sencillo método:
• Cortar un diente de ajo por la mitad, a lo largo.
• Con la parte central, frotar suavemente los labios, evitando que el jugo se introduzca en la boca.
• Dejar secar al aire libre y repetir durante tres días, no más de dos veces cada día.

Para lucir relajados

• Picar finamente 5 gramos de ajo junto con 5 gramos de cebolla, 2 gramos de ajedrea, 1 gramo de menta y 3 gramos de valeriana.

• Mezclar bien los ingredientes y colocarlos en un jarro térmico.

• Poner a calentar un litro de agua y, cuando desprenda el primer hervor, apagar el fuego.

• Verter el agua en el jarro y dejar reposar la preparación durante cinco minutos, revolviendo de tanto en tanto con cuchara de madera.

• Ingerir una taza por las mañanas y, una por las noches, antes de acostarse hasta que se termine el preparado. Beberlo siempre tibio.

• Mantener, entre horas, el preparado en la heladera.

Para eliminar las ronchas de picaduras de mosquitos

• Machacar medio diente de ajo para que suelte bien el jugo.

• Tomar una porción de pasta bien embebida y colocarla sobre la roncha.

• Dejar impregnar durante uno o dos minutos.

• Retirar el ajo y dejar secar al aire libre.

• Repetir tantas veces como sea necesario hasta que la roncha se elimine.

Para prevenir o contrarrestar la calvicie

• Machacar un diente de ajo crudo y exprimir el jugo de medio limón.
• Integrar ambos ingredientes y friccionar con esta mezcla el cuero cabelludo, cada noche durante una hora antes de acostarse.

La constancia y la frecuencia de este tratamiento ofrecerán notables resultados. Al friccionar, se favorece un mayor flujo sanguíneo y, de esta manera, las propiedades del ajo penetren en los bulbos capilares con mayor facilidad.

Para fortalecer el cabello

• Preparar un jugo de ajos, machacando dos dientes.
• Embeber el cabello con el jugo y cubrirlo con una toalla humedecida en agua tibia.
• Dejar reposar durante quince minutos y enjuagar de la manera habitual.

DOSIS
Realizar este tratamiento durante cinco días

seguidos, utilizando ajos frescos cada vez.
Si desea repetirlo, dejar descansar el cabello
por el término de diez días.

Para combatir el "pie de atleta"

• Machacar dos dientes de ajo hasta formar una pasta.
• Distribuirla cubriendo los dedos de los pies.
• Dejar actuar la pasta durante una hora como mínimo.

<u>DOSIS</u>
Repetir este tratamiento todos los días hasta
que el pie de atleta desaparezca.
Si así no fuese, consultar con un médico
dermatólogo porque de seguro será necesario
combatir la micosis con
medicamentos específicos.

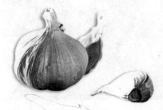

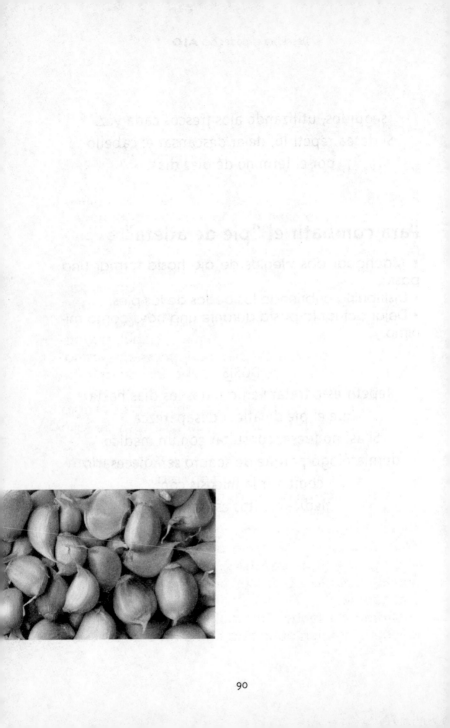

APÉNDICE

Vocabulario

Ají molido: Ají (voz americana), guindilla ,chile o achú, seco y molido o en copos. Tiene sabor muy picante y gran cantidad de semillas. Se debe conservar en un lugar oscuro y seco.

Albahaca: Alábega, alfábega, planta muy olorosa, cuyas hojas lampiñas y verdes.Es muy apreciada en las cocinas mediterránea, tailandesa y vietnamita. Se utiliza también para aromatizar el aceites.

Apio: Perejil macedonio, esminio, panul, arracachá. Planta hortense de tallo profundamente estriado, de la que se consumen el bulbo, las ramas o tallos y las hojas. Puede comerse crudo o cocido.

Arveja: La alverja, guisanteo chícharo es el fruto en vaina de la arvejera, planta leguminosa de tallo trepador. La vaina o chaucha se deshecha y frescas se pueden comer crudas o cocidas. Poseen vitamina B1 o tiamina, y es muy rica en fibra.

Cebollas de verdeo: Las cebollas de verdeo, cebolletas, escalonias a diferencia de las cebollas no tienen desarrollado el bulbo y sólo presentan un ligero abombamiento en la base. Las hojas, verdes, son consideradas una hierba aromática, mientras que la parte blanca es muy similar en sabor y aroma a la cebolla.

Crema de leche: Sustancia grasa contenida en la leche. También conocida como nata doble o nata de montar, es una sustancia grasa contenida en la leche.

Falda: También llamado costillar, es un corte de carne de la res que parte del borde inferior del esternón (la parte ventral del animal) que cuelga de las agujas sin asirse a hueso ni a costilla. ES particularmente apta, por su tenor graso, para preparar guisados.

Grisín: De origen italiano, son palitos o bastones crocantes elaborados a partir de la masa de pan y algunas veces saborizados con queso o semillas.

Manteca: Producto que se obtiene de la leche de vaca, batiéndola hasta que tome consistencia grasa y un color amarillento. También conocida como mantequilla, cabe destacar que también se la elabora a partir de la leche de otros mamíferos (cabra, búfalo, etc.).

Mayonesa: Bayonesa o mahonesa, es el nombre que recibe una salsa fría compuesta por una emulsión de yemas de huevo y aceite, saborizada con vinagre o limón y sal.

Su nombre proviene de Mahón, una de las islas Baleares de donde es originaria.

Miga (de pan): Recibe este nombre la interior y más blanda del pan, rodeada y cubierta por la corteza.

Morrón al aceite: Ají, pimiento en conserva de aceite.

Orégano: Sampsuco, hierba aromática variedad silvestre de la mejorana, de sabor y aroma suaves. Tanto seco como fresco, es ingrediente indispensable de la cocina mediterránea y del ramo aromático conocido como "hierbas de Provenza".

Papa: Voz quechua, que designa un tubérculo comestible americano, muy difundido en todo el mundo. Patata.

Pan francés: También llamado pan flauta, es una pieza alargada – de no más de veinte centímetros– y estrecha, algo más gruesa que la baguette francesa. En las panaderías se vende por peso.

Puerro: Ajo porro, ajo puerro, o porros se distinguen por tener un sabor más suave y dulzón que la cebolla.

Queso blanco: Queso petit-suisse, de tipo doble crema, es originario de Normandía, Francia. Se utiliza para untar, para preparar bocadillos o enriquecer y suavizar rellenos. Puede reemplazar a la crema agria.

Remolacha: Betarraga, botabel, beterave, planta bianual que el primer año da una raíz carnosa y azucarada de color rojo y forma y tamaño variables. LA raíz se puede comer cruda o cocida y las hojas son apreciadas para preparar bicadillos y rellenos.

Salsa blanca: Bechamel, bechamela, besamel, besamela, es elaborada con manteca, harina, leche y sazonada con sal y nuez moscada.

Sémola: Flor de la harina. Pasta hecha con harina de trigo u otro cereal, reducida a granos muy menudos.

Tomate: Jitomate, o tordo, es el fruto carnoso y rojo de la tomatera. Se presenta crudo en ensaladas y cocido en toda clase de salsas, guisos e incluso, mermelada.

Vinagre blanco: Es una sustancia líquida que se obtiene a partir de la transformación de una solución alcohólica en ácido ascético. Muy requerido en la preparación de conservas, se distingue por su cristalina apariencia.

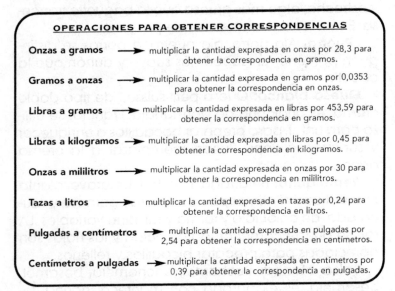

OPERACIONES PARA OBTENER CORRESPONDENCIAS

Onzas a gramos → multiplicar la cantidad expresada en onzas por 28,3 para obtener la correspondencia en gramos.

Gramos a onzas → multiplicar la cantidad expresada en gramos por 0,0353 para obtener la correspondencia en onzas.

Libras a gramos → multiplicar la cantidad expresada en libras por 453,59 para obtener la correspondencia en gramos.

Libras a kilogramos → multiplicar la cantidad expresada en libras por 0,45 para obtener la correspondencia en kilogramos.

Onzas a mililitros → multiplicar la cantidad expresada en onzas por 30 para obtener la correspondencia en mililitros.

Tazas a litros → multiplicar la cantidad expresada en tazas por 0,24 para obtener la correspondencia en litros.

Pulgadas a centímetros → multiplicar la cantidad expresada en pulgadas por 2,54 para obtener la correspondencia en centímetros.

Centímetros a pulgadas → multiplicar la cantidad expresada en centímetros por 0,39 para obtener la correspondencia en pulgadas.

Índice

5|16 (13) 12|15

Este libro se terminó de imprimir en
GAMA Producción Gráfica S.R.L.
Zeballos 244 - Avellaneda
Septiembre de 2003